远离甲状腺癌

——甲状腺结节知识问答

罗渝昆　唐　杰　主编

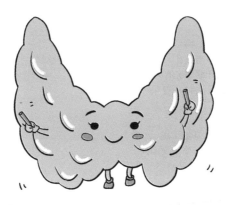

中国人口
China Population Publishing House
全国百佳出版单位

图书在版编目（CIP）数据

远离甲状腺癌：甲状腺结节知识问答 / 罗渝昆，唐杰主编 .
-- 北京：中国人口出版社，2022.7

（健康中国：癌症防治行动丛书）

ISBN 978-7-5101-8041-5

Ⅰ . ①远…　Ⅱ . ①罗…①唐…　Ⅲ . ①甲状腺疾病—
腺癌—防治　Ⅳ . ① R736.1

中国版本图书馆 CIP 数据核字（2021）第 194536 号

健康中国：癌症防治行动丛书
远离甲状腺癌：甲状腺结节知识问答
JIANKANG ZHONGGUO：AIZHENG FANGZHI XINGDONG CONGSHU
YUANLI JIAZHUANGXIANAI：JIAZHUANGXIAN JIEJIE ZHISHI WENDA

罗渝昆　唐　杰　主编

责 任 编 辑	刘继娟
策 划 编 辑	刘继娟
装 帧 设 计	华兴嘉誉
责 任 印 制	林　鑫　王艳如
出 版 发 行	中国人口出版社
印　　　刷	天津中印联印务有限公司
开　　　本	880 毫米 × 1230 毫米　1/32
印　　　张	3
字　　　数	52 千字
版　　　次	2022 年 7 月第 1 版
印　　　次	2022 年 7 月第 1 次印刷
书　　　号	978-7-5101-8041-5
定　　　价	25.00 元

网　　　址	www.rkcbs.com.cn
电 子 信 箱	rkcbs@126.com
总编室电话	（010）83519392
发行部电话	（010）83510481
传　　　真	（010）83538190
地　　　址	北京市西城区广安门南街 80 号中加大厦
邮 政 编 码	100054

编委会

甲状腺位于颈部正中前方，形似蝴蝶，由左右两叶、峡部及锥状叶组成，是人体最大的内分泌腺，具有分泌甲状腺激素的功能，能促进机体新陈代谢，维持机体的正常生长发育，对于骨骼和神经系统的发育有较大的影响。

甲状腺结节的发病率为 20%~76%，可自行察觉，也可在常规体检或影像学检查中发现，大多数结节为良性，恶性占 7%~15%，女性多于男性。有放射线暴露史、甲状腺结节家族史，特别是长期暴露于电离辐射的人群，发病率较高。

良性甲状腺结节以结节性甲状腺肿和甲状腺腺瘤居多，一般可以观察，不用处理，较大者可积极处理。恶性甲状腺结节以分化型甲状腺癌居多，最常见的是甲状腺乳头状癌。

发现结节其实并不可怕，关键是要进一步确诊。高频超声已经成为国内外指南公认的甲状腺疾病首选影像学检查方法，具有较高的诊断价值。

即使被确诊为甲状腺癌也不要慌，因为甲状腺癌的发展速度很慢，所以，有的医生说："如果一生中非要得一种癌，我选择甲状腺癌。"

本书就从甲状腺结节到甲状腺癌给大家做一下详尽、通俗的介绍，帮助读者从容面对甲状腺结节（癌）。

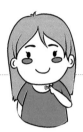

CONTENTS 目录

第一章

甲状腺结节

影像学检查在甲状腺结节诊断中的作用

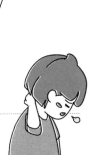

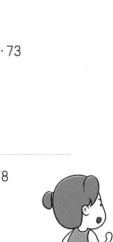

甲状腺结节

甲状腺有什么作用？

甲状腺结节是什么，是癌吗？

做什么检查能发现甲状腺结节呢？

我体检发现甲状腺结节，怎么判断是不是甲状腺癌呢？

确诊为甲状腺癌，是不是必须手术治疗？

甲状腺癌术后会复发吗？

1. 甲状腺的位置与结构

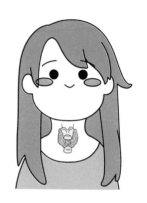

甲状腺位于颈部气管前面正中偏下方的位置，重20～30克。甲状腺外形类似英文字母"H"或蝴蝶，犹如盾甲。故以此命名。甲状腺分左右两个侧叶，两个侧叶中间以峡部相连。

2. 甲状腺的功能

甲状腺是人体内分泌系统中最大的内分泌腺，主要功能是合成甲状腺激素。甲状腺受到神经刺激后分泌甲状腺激素，作用于人体相应器官而发挥生理作用。

甲状腺激素的生理功能主要为：

（1）促进新陈代谢，使绝大多数组织耗氧量加大，并增加产热。

（2）促进生长发育，对长骨、脑和生殖器官的发育生长至关重要，尤其是婴儿期。此时缺乏甲状腺激素则会患呆小症。

（3）提高中枢神经系统的兴奋性。

（4）此外，还有加强和调控其他激素，以及加快心率、加强心缩力和加大心输出量等作用。

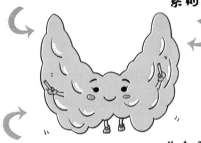

1.促进新陈代谢。

2.促进生长发育。婴儿期缺乏甲状腺激素则会患呆小症。

3.提高中枢神经系统的兴奋性。

4.加强和调控其他激素，以及加快心率、加强心缩力和加大心输出量等。

3.甲状腺结节

　　甲状腺结节通常是指甲状腺内部出现的形态类似包块的病灶。甲状腺结节可以是实性包块，也可以是囊性包块或囊性与实性混合包块。甲状腺上的结节可能是甲状腺癌，也可能是甲状腺瘤、结节性甲状腺肿等其他情况。因此，甲状腺包块在未明确其性质以前统称为甲状腺结节。

4.甲状腺癌

　　甲状腺癌是最常见的甲状腺恶性肿瘤。病理学上将甲状腺癌分为4类：乳头状癌、滤泡状腺癌、未分化癌、髓样癌。

最常见的是甲状腺乳头状癌。不同类型的甲状腺癌的发病年龄、生长速度、转移途径、预后都明显不同，如甲状腺乳头状癌术后 10 年生存率将近 90%。

5. 甲状腺结节和甲状腺癌的发病率

甲状腺结节很常见，在碘充足地区，可触及的甲状腺结节的患病率大约为女性 5%，男性 1%；高分辨率超声对甲状腺结节的检出率为 19% ~ 68%。大部分甲状腺结节为良性，仅 7% ~ 15% 的结节为恶性。

近年来，甲状腺癌在全球范围内的发病率增长迅速。2018 年全球新增甲状腺癌患者 56.7 万，其中，女性甲状腺癌的发病率为 10.2/10 万。我国城市地区女性甲状腺癌发病率位居女性所有恶性肿瘤的第 4 位，且每年以 20% 的速度增长。

6. 甲状腺癌的病因与预防

目前甲状腺癌的病因不明确，但已确知的危险因素是电离辐射，特别是在儿童时期暴露在核辐射下；其他可能的危险因素包括碘摄取不足、肥胖、吸烟、雌激素和环境污染等。

甲状腺癌的预防应遵循以下原则：1）尽量避免儿童期头颈部 X 线照射；2）避免滥用雌激素；3）保持心情愉悦；4）适当运动，生活规律。

7. 甲状腺良性结节和甲状腺癌的症状

大部分甲状腺良性结节和甲状腺癌患者无明显症状。甲状腺良性结节和甲状腺癌体积较大时可压迫气管导致气管弯曲、移位和气道狭窄从而影响呼吸；少数患者喉返神经或食管受压可出现声音嘶哑或吞咽困难。甲状腺癌淋巴结转移时，有的患者以颈部淋巴结肿大为首要表现。

8. 甲状腺癌的预后

甲状腺癌的预后与病理类型相关。甲状腺乳头状癌、滤泡癌和髓样癌的 10 年生存率分别为 93%、85% 和 76%。甲状腺未分化癌预后最差，其生存时间一般来说不超过半年，但它仅占所有甲状腺癌的 1% ~ 2%。甲状腺癌死亡率较低，约为 0.5/10 万。

9. 甲状腺结节检查方法

发现自己患有甲状腺结节后，应该到正规的医院就诊，接受科学的检查，并根据医生制订的方案接受正规治疗。甲状腺结节常用的检查方式有以下几种。

（1）超声检查：是目前对甲状腺结节进行诊断与鉴别诊断最重要的手段。随着超声仪器分辨率的提升，

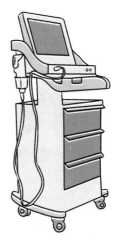

超声仪器

甲状腺超声检查可检出直径不到2毫米的小结节，并且可以提供结节的位置、大小、性质、边界、钙化和血流信号等重要信息，因此，超声检查既可以作为结节的诊断依据，也可用来随访观察结节的生长情况。

（2）血清学检查：包括甲状腺功能以及甲状腺相关抗体的测定。大多数甲状腺结节患者的甲状腺功能是正常的，如有异常则可能伴

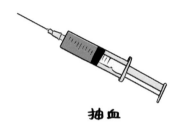

抽血

有甲亢或慢性淋巴细胞性甲状腺炎（桥本氏病），血清学检查结果对是否考虑手术治疗和制订手术前准备方案有指导意义。

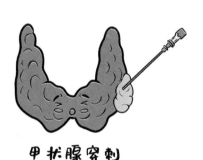

甲状腺穿刺

（3）穿刺组织病理学或针吸涂片细胞学检查：是很好的判别甲状腺结节良恶性的手段，准确率可达到80%以上，但这取决于操作者和病理科医生的技术水平。

（4）必要时可以考虑CT、MRI检查及核素扫描。

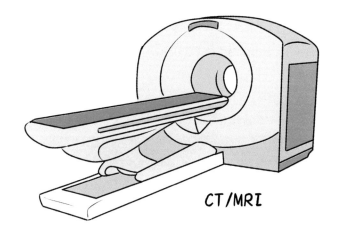

CT/MRI

10. 甲状腺结节与甲状腺功能的关系

发现甲状腺结节的时候需要检测甲状腺功能，有些高功能结节，可以导致甲状腺素分泌增加，出现甲状腺功能亢进的表现；但是多数人甲状腺功能是正常的，所以即使出现甲状腺结节，也不需要药物治疗，超声随访即可；如果甲状腺功能异常就需要进行药物或手术治疗。

11. 甲状腺功能化验检查结果解读

甲状腺功能化验检查，简称"甲功"化验检查，是通过抽血进行的内分泌实验室检查，检查项目主要包括血清总甲状腺激素（TT4）、总三碘甲状腺原氨酸（TT3）、游离甲状腺素（FT4）、游离三碘甲状腺原氨酸（FT3）测定，血清促甲状腺激素（TSH）测定及甲状腺自身抗体（TPOAb、TGAb、TRAb）测定，有时还需要检测甲状腺球蛋白（Tg）和降钙素（Calcitonin,CT）等。常见检查见表1-1。

表1-1　常见甲状腺功能检查及内容

常用检查	内　容
甲功七项	TSH、TT4、TT3、FT4、FT3、TPOAb、TGAb
甲功五项	TSH、FT3、FT4、TT3、TT4
甲功三项	TSH、FT3、FT4

TSH是促甲状腺激素，顾名思义是促进甲状腺激素分泌的激素，会先于T4和T3发生变化，在T4和T3将要降低时升高（亚临床甲减），而在T4和T3将要升高时降低（亚临床甲亢），因此，TSH往往是甲亢或甲减时最先产生变化的指标。此外，TSH还是甲状腺癌治疗术后最需要关注的甲功指标。由于TSH会刺激甲状腺细胞生长和分泌激素，可能会促进甲状腺恶性肿瘤的生长。因此，为了抑制甲状腺癌的生长和复发，需要通过服用优甲乐将TSH适当降低，称为TSH抑制治疗。

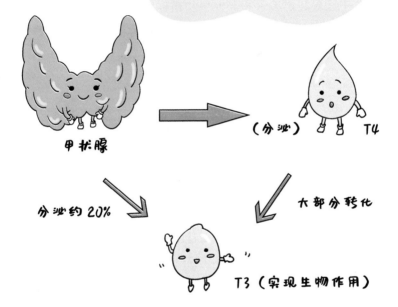

仅有 0.02% 的 T4 和 0.3% 的 T3 为游离状态，分别称为 FT4 和 FT3，是甲状腺激素的活性部分，直接反映甲状腺的功能状态，升高时可以诊断为甲亢，降低时可以诊断为甲减。其中，FT3 在甲亢早期先于 FT4 升高，而 FT4 在甲减时先于 FT3 降低

甲状腺

（分泌）　T4

分泌约 20%

大部分转化

T3（实现生物作用）

绝大部分的 T4 和 T3 与特异的血浆蛋白结合，称为结合型甲状腺素，是激素储存和运输的形式

甲状腺过氧化物酶抗体（TPOAb）、甲状腺球蛋白抗体（TGAb）、促甲状腺素受体抗体（TRAb）都属于甲状腺自身抗体，主要用于诊断自身免疫性甲状腺疾病。TPOAb和TGAb升高往往提示有桥本氏甲状腺炎的可能，而TRAb升高提示有Graves病的可能。如果升高，需要结合甲状腺超声检查和其他甲功指标。桥本氏甲状腺炎和Graves病在超声上都可以表现为甲状腺弥漫性病变，而严重的桥本氏甲状腺炎可发展为甲减，Graves病则表现为甲亢。在其他甲功指标出现变化之前，抗体升高可以不用担心，也不需要特殊治疗，保持作息规律，提高自身免疫力是最好的方法，然后定期复查甲功和甲状腺超声就可以。

甲状腺球蛋白（Tg）由甲状腺滤泡上皮细胞分泌，是甲状腺激素合成和储存的载体，主要作为分化型甲状腺癌（DTC）的肿瘤标志物，不过TgAb升高时会干扰Tg的测定结果。DTC患者在接受甲状腺全切和碘−131治疗后，血清Tg应当测不到。如果在随访中Tg升高，提示肿瘤治疗不彻底或复发。不过，甲状腺炎活动期和许多甲状腺良性疾病均可伴有Tg升高，因此，术前一般不需要检查Tg，如果出现升高也无须担心。

有时也需要检查降钙素（CT），主要是为了排除有甲状腺髓样癌（MTC）的可能。这种癌仅占到甲状腺癌的5%，但有时在超声上难以和甲状腺良性结节和其他类型的癌症鉴别，而 CT 作为 MTC 最重要的肿瘤标志物可以起到很好的鉴别诊断作用。

12. 甲状腺良性结节目前常用治疗方法

如果超声提示存在甲状腺良性结节或通过穿刺活检诊断为甲状腺良性结节，大多数无须治疗。如结节短期内增长明显、出现压迫、影响美观等情况，可以依据不同适应证采取多种治疗方法。

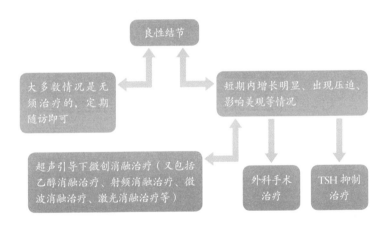

13. 甲状腺癌目前常用治疗方法

甲状腺癌的治疗方案需要依据疾病的分型、分期以及患者的自身情况综合确定。

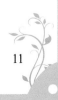

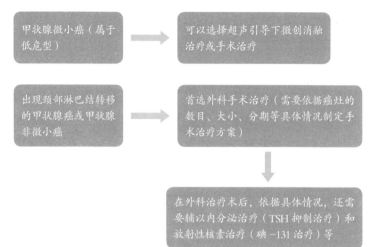

14. 甲状腺癌复发率

大部分甲状腺癌治疗后预后良好，但仍可能复发，复发风险需要依据患者本身情况（如年龄）、原发癌灶的情况（如甲状腺癌的肿瘤恶性程度，是否发生局部的转移情况），随访过程中血清学（甲功检查，尤其是全切术后的 Tg 水平）和影像学（主要包括超声检查和甲状腺核素检查）指标综合评估。

目前国内外相关权威指南依据甲状腺原发癌灶情况将患者分为低度、中度和高复发风险组，称为复发风险分层系统。相关研究报道显示，低度、中度及高复发风险组的患者癌症持续／复发的发生率分别为 3%、21% 和 68%（平均随访时间为 7 年）。

此外，对于甲状腺手术后的患者，指南依据随访过程中获得的最新血清学、影像学结果，将动态疗效评估结果分层归纳为4层：疗效满意（excellent response，ER）、疗效不确切（indeterminate response，IDR）、生化疗效不佳（biochemical incomplete response，BIR）以及结构性疗效不佳（structural incomplete response，SIR），用于描述初始治疗后任一时间点的临床转归情况，从而有利于医生根据当前临床状况调整治疗。甲状腺癌术后患者不同疗效的复发率见表1-2。

表1-2　甲状腺癌术后患者不同疗效的复发率

不同疗效	满意	不确切	生化疗效不佳	结构性疗效不佳
复发率	1%～4%	15%～20%	20%	即使经过治疗仍有50%～85%处于疾病持续状态

15. 甲状腺癌风险评估

甲状腺结节分为良性病变、恶性病变及炎症性病变。我们最关心的是恶性病灶在超声下具有哪些特征。根据2015年最新版美国甲状腺协会指南，我们认为以下4个超声征象与甲状腺癌有关。

（1）结节内出现微钙化。

13

结节内出现微钙化

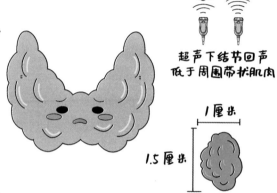

超声下结节回声
低于周围带状肌肉

1厘米

1.5厘米

结节的前后径大于左右径

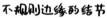

不规则边缘的结节

（2）超声下结节回声低于周围带状肌肉（医师通常描述为低回声或极低回声的结节）。

（3）不规则边缘的结节（浸润性、微分叶状或毛刺样边缘）。

（4）结节的前后径大于左右径。

单纯依据某一恶性征象判断结节的恶性风险是不准确的，需要综合评估。因此，指南特别规定了结节超声特征与其恶性风险的关系，并推荐了处理建议，具体如表1-3所示。

表 1-3　甲状腺结节的超声表现、恶性肿瘤的风险评估及
细针穿刺活检建议

超声下恶性风险	超声特征	恶性风险概率	推荐穿刺的最大径线界值
高度恶性风险	实性低回声结节或囊实性结节的实性成分具有不规则边缘或微钙化或高＞宽或结节成分突出了周围钙化或有腺体外侵犯的证据	＞70%～90%	≥1厘米推荐穿刺
中度恶性风险	低回声实性结节，边缘光滑，无微钙化，无腺体外侵犯，无高＞宽的特征	70%～90%	≥1厘米推荐穿刺
低度恶性风险	等回声或高回声实性结节，或伴有偏心性实性成分的部分囊性结节，无微钙化，无腺体外侵犯，无高＞宽的特征	70%～90%	≥1.5厘米推荐穿刺
极低度恶性风险	海绵样结节或无任何超声恶性特征的囊性结节	＜3%	≥2厘米可考虑穿刺或观察
良性	纯囊性结节（无任何实性成分）	1%	无须穿刺

第二章

影像学检查在甲状腺结节诊断中的作用

什么情况需要做甲状腺超声检查？

什么样的超声报告提示甲状腺癌呢？

甲状腺结节内有钙化是癌吗？

甲状腺囊实性结节是癌吗？

甲状腺结节边界不清是癌吗？

需要做甲状腺 CT 或 MRI 检查吗？

1. 甲状腺超声检查的意义

甲状腺位于颈前，位置表浅，配有高分辨率（通常为 7～12MHz）或更高频率探头的超声仪器可以较清楚地观察甲状腺内部结构，对甲状腺各种疾病进行诊断和鉴别诊断。同时，超声作为目前甲状腺疾病筛查及随访的主要手段，价格低且没有辐射，因此，广大群众对超声检查的接受度普遍较高。

除了人们熟知的常规超声及彩色多普勒，近年来的超声新技术，包括超声造影、超声弹性成像及微血流成像技术等，在甲状腺疾病诊断及鉴别诊断方面已经有较为成熟的应用。

2. 甲状腺超声检查适应证

甲状腺超声检查适应证有以下几项。

（1）实验室检查发现甲状腺功能异常，以及临床表现为甲状腺功能亢进或减退者。

（2）近期发现颈部变粗、颈前区不适或颈部触及包块者。

（3）颈部触痛、压痛，怀疑患有甲状腺炎症性疾病者。

（4）出现吞咽困难、呼吸困难、饮水呛咳、声音嘶哑等临床症状，需排除甲状腺疾病者。

（5）已发现甲状腺疾病需要定期随访者。

（6）甲状腺外科手术治疗术前及术后评估。

1. 甲状腺功能异常

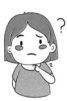

2. 颈部变粗、颈前区不适或颈部触及包块者

3. 颈部触痛、压痛，怀疑患有甲状腺炎症性疾病者

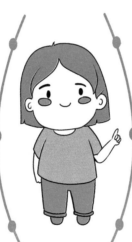

4. 出现吞咽困难、呼吸困难、饮水呛咳、声音嘶哑

5. 已发现甲状腺疾病需要定期随访者

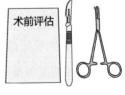

6. 甲状腺外科手术治疗术前及术后评估

3. 结节性甲状腺肿的常见超声表现

结节性甲状腺肿简称结甲，甲状腺呈结节样增生及肿大，结节间有多条纤维间隔。本病女性较多，常呈散发性，仅有 4% ～ 7% 可以恶变。

结节性甲状腺肿常见的超声表现如下。

（1）两侧叶可不同程度的肿大、不对称、表面不光滑，腺体内一般可见大小不等的多个结节。

（2）结节形态一般较规则，呈圆形或椭圆形，平行生长，边界较清晰。

（3）结节通常为囊实性或实性，囊性变时结节内可见无回声区。

（4）结节内亦可出现粗大钙化等表现。

（5）彩色多普勒显示结节内可见点状或结节间穿行血流信号，部分结节周边可有环状血流信号。

4. 甲状腺腺瘤的常见超声表现

甲状腺腺瘤占甲状腺肿瘤的 70% ～ 80%，女性患者多见，腺瘤生长缓慢，一般无明显临床症状，常为偶然发现，或体检时被医师发现。约 10% 腺瘤可以发生恶变，对于短期内生长迅速的腺瘤，应考虑恶变可能。此外，约 20% 腺瘤属高功能性，可引起甲状腺功能亢进。

甲状腺腺瘤常见的超声表现如下。

（1）甲状腺内单发的实性结节，呈圆形或椭圆形，边界清楚，大部分有完整的包膜。

（2）内部多呈均匀的等回声或高回声。

（3）部分较大腺瘤可以发生囊性变及形成粗大钙化，表现为内部无回声区及强回声斑。

（4）腺瘤周围可以出现薄而规则的"晕环"。

（5）彩色多普勒显示结节周围及内部可见较丰富的血流信号。

5. 甲状腺炎性结节的常见超声表现

甲状腺炎性结节与甲状腺癌在超声上较难区分，如低回声、边界不清、形态不规则，可伴有钙化及血流信号，多需要穿刺进行鉴别。

6. 甲状腺癌的常见超声表现

一般超声检查报告中有着特征性描述会提示有甲状腺癌，如实性、低回声、形态不规则的结节，结节内可见微钙化、结节纵横比 >1，部分患者可伴有颈部淋巴结转移。

7. 甲状腺癌的影像学风险分级 TI-RADS 分类

甲状腺结节表现多样，良恶性的影像学特征互相重叠。为了提高对甲状腺结节诊断的准确性，2017 年，美国放射学会（American College of Radiology，ACR）提出了甲状腺

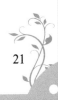

影像报告和数据系统（Thyroid Imaging Reporting and Data System, TI-RADS）分级标准白皮书，对甲状腺病变分类方法进行了定义及解释（表2-1）。

表2-1 甲状腺癌的影像学风险分级 TI-RADS 分类

ACR TI-RADS	分值	评估	随访或细针穿刺	恶性可能
TR 1	0	良性	不需细针穿刺	≤ 2%
TR 2	2	不考虑恶性	不需细针穿刺	≤ 2%
TR 3	3	低度可疑恶性	若结节 ≥ 2.5 厘米，建议细针穿刺； 若结节 ≥ 1.5 厘米，建议随访（第1、3、5年）	≤ 5%
TR 4	4 ~ 6	中度可疑恶性	若结节 ≥ 1.5 厘米，建议细针穿刺； 若结节 ≥ 1.0 厘米，建议随访（第1、2、3、5年）	5% ~ 20%
TR 5	≥ 7	高度可疑恶性	若结节 ≥ 1.0 厘米，建议细针穿刺； 若结节 ≥ 0.5 厘米，建议随访（第1 ~ 5年）	>20%

8. "钙化"与甲状腺癌的关系

同一结节可出现一种或几种类型的钙化，包括微钙化、彗星尾伪像、粗钙化、周边钙化。结节出现各种类型钙化都存在一定的恶性风险，微钙化的恶性风险最高，其诊断甲状腺癌的特异性最高。

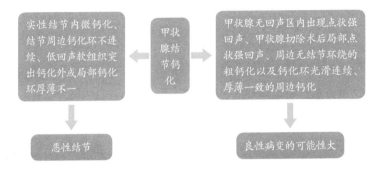

9. "囊实性" 与甲状腺癌的关系

"囊实性"指的是结节内的成分构成，既有液体成分，也有实质性的组织成分，按照液体与实性组织的构成比例分为：海绵状、囊性为主（液体含量 >50%）及实性为主型（实性成分 >50%）。

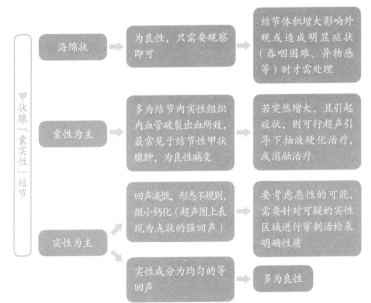

10. "边界不清"与甲状腺癌的关系

甲状腺内出现结节样病变后，需要观察、确定结节的界限，即结节与正常组织的分界是不是清楚。良性结节通常界限很清楚，甚至有自己的包膜，而恶性结节则因为内部癌细胞分布得不均匀，向外生长速度不一致，以及正常组织的抵抗，会导致癌结节的边界不清楚，当然，在癌灶体积较小（1 厘米以下）的时候，由于侵犯特性还不明显，也可以表现为边界清楚，另外，炎症性病变因水肿、渗出及纤维化也可致病变区域边界模糊。实际操作

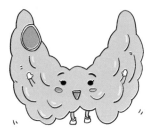

甲状腺良性结节

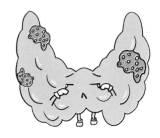

甲状腺恶性结节

中，超声医生会综合患者的病史、体征、症状以及图像特征来做最终的诊断。

11. 甲状腺结节的血流信号

彩超可以检测到结节内及甲状腺实质内的血流信号，通过检查可获得血管的数量、分布、动静脉构成及血流速度的信息。血流信号是否异常对于发现结节，以及鉴别结节

的良、恶性有辅助诊断价值。

良性结节内的血管为正常血管的增粗及增多，血管壁结构及功能正常，而恶性肿瘤在癌细胞分泌的生长因子作用下形成一套异常的血供系统，这些血管发育畸形，且数量增多，分布紊乱。因此，彩超可以通过血流信号的表现来区分结节的良恶性，但在甲状腺癌结节小于1厘米时，肿瘤内血管床发育不完善，血管内径较细，血流速度较低，因此，超声通常检测不到血流信号，或者只能看到少许血流信号。但是随着肿瘤体积的增大，血管床逐步壮大，恶性结节内也可以观察到较丰富且走行紊乱的血流信号，而良性结节内的血流信号通常表现为周边环绕为主型，血流走行及分布有规则。实际操作中，检查血流信号时，容易受到医生手法、仪器精度及参数调节的影响，导致检查结果不一致，加之部分良恶性结节内血流特点存在交叉，因此，血流信号在甲状腺结节的鉴别诊断中仅作为参考指标。

12.淋巴结异常的超声表现

甲状腺癌常发生淋巴结转移，特别是甲状腺乳头状癌。如果发生淋巴结转移，肿瘤的临床分期就升级了，可供选择的处理方式也减少，手术时不仅要切除肿瘤所在的甲状腺腺叶，还要把颈部有问题的区域淋巴结切除（即清扫）。因此，手术前对于颈部淋巴结的正确诊断也是非常重要的。不同情况下颈部淋巴结的超声表现见表2-2。

表 2-2　不同情况下颈部淋巴结的超声表现

情　况	颈部淋巴结的超声表现
正常情况	淋巴结表现为椭圆形，长径／短径 >2，淋巴结内的皮质与髓质分界清楚，还可清楚地观察到中央淋巴门结构
颈部炎症	负责引流区域的淋巴结会相应地增大，多数表现为体积增大，但内部结构清楚，可见到淋巴门
特殊感染（结核）	淋巴结内可出现化脓性的液性回声，以及恢复期的钙化灶回声
当肿瘤细胞从原位脱落，转移到淋巴结时	可表现为淋巴结形态失常，形状为圆形，或接近圆形，严重时可相互融合成不规则形；皮质局部或整体增厚，内回声不均匀，出现液性回声以及微小钙化；淋巴门可因受压而偏离原来位置，或消失不见；彩色多普勒检查，可以在淋巴结的周边皮质区域检出明显的血流信号

　　超声对于淋巴结的良恶性鉴别诊断有较高的准确率，然而，对于颈部中央区位置深的小淋巴结，超声常常难以检测到，因此，对一小部分早期转移的淋巴结尚存在漏诊。

13. 超声造影检查的定义及适应证

　　*超声造影检查*是通过静脉推注造影剂后，在超声特定的检查条件下获得器官及组织的对比增强图像。由于超声造影剂为微气泡，粒径常为 2 ~ 5 微米，不能穿过血管内皮进入组织间隙，所以，是纯血池显像，*特异性好*，图像中显示增强的对象均为血管。超声造影剂相当于血流的示踪剂，能够使传统彩超难以检测到的微小、低流速血管显示，因而

可以用来进行肿瘤与非肿瘤病变的鉴别诊断、肿瘤良恶性的鉴别诊断、创伤后活动性出血的判断以及肿瘤原位灭活后疗效的评估等，用途广泛，安全性较好。

超声造影在甲状腺检查中的适应证有以下3点。

（1）甲状腺结节的诊断与鉴别诊断。

（2）甲状腺结节或病变穿刺活检部位的判断。

（3）颈部可疑肿大淋巴结性质的判断。

14.超声弹性检查的定义及适应证

超声弹性检查是用超声探头代替医生触诊的手，更加准确、客观地评价组织软硬度的一种超声技术，尤其对于临床触诊不到的小结节和较深部的组织软硬度的评价具有独到优势。

目前超声弹性成像技术主要分为应力式弹性成像和剪切波弹性成像两大类。应力式弹性成像主要通过比较目标组织和周围组织弹性的不同，半定量评价目标组织的软硬度，而剪切波弹性成像可以通过测量剪切波在组织中传播的速度，定量评价目标组织的软硬度。在甲状腺疾病中，超声弹性成像可用于评价甲状腺局灶性改变和弥漫性改变的软硬度，如甲状腺乳头状癌由于肿瘤细胞排列密集、纤维化、钙化等原因往往比同等大小的甲状腺良性结节更硬，消融后早期的甲状腺消融灶由于组织水肿和炎性改变等原因往往比周围组织更硬，较严重的桥本氏甲状腺炎由于组织纤维化等原因比正常的甲状腺更硬等，可以为临床提供更多信息帮助诊疗。

15. 甲状腺 CT 检查的适应证

（1）评价甲状腺肿瘤的范围及其与周围重要结构如气管、食管、颈动脉的关系以及有无淋巴结转移。

（2）评价胸骨后甲状腺病变、较大病变及其与周围结构的关系。

（3）评价甲状腺内钙化灶。

（4）甲状腺再次手术时，了解残留甲状腺、评估病变与周围组织的关系及评价甲状腺局部及颈部的复发。

（5）评价颈部中央组淋巴结、上纵隔组淋巴结和咽后组淋巴结。

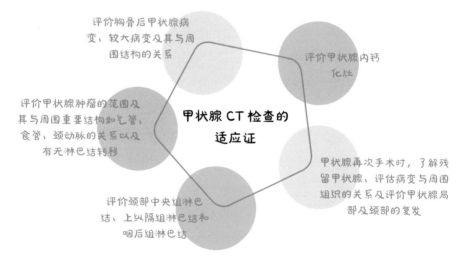

16. 甲状腺 MRI 检查的适应证

MRI 检查具有较高的组织分辨率，能够多方位、多参数成像，可评价病变范围及其与周围重要结构的关系。通过动态增强扫描、DWI等功能成像可对甲状腺结节良、恶性进行评估。其不足在于对钙化不敏感，检查时间长，易受呼吸和吞咽动作影响，故甲状腺MRI检查不如超声及CT检查普及，目前在甲状腺的影像检查方面应用不多。

17. 甲状腺核素检查的适应证

目前超声是诊断甲状腺疾病的常规检测手段，但它是纯粹的形态学检查，不能反映甲状腺的功能状态。正常的甲状腺组织分泌甲状腺素需要捕捉生产甲状腺素的原料——碘，而核素显像正是利用了甲状腺组织具有摄取和浓聚碘离子类似物（99mTcO4）的特性，可以用来反映甲状腺的功能。

甲状腺核素检查的适应证主要有以下几点。

（1）判断甲状腺摄碘的功能，确定甲状腺大小和估计甲

通过检测甲状腺结节是否具有摄碘功能，辅助诊断甲状腺结节的良恶性

判断甲状腺摄碘的功能，确定甲状腺大小和估计甲状腺重量，鉴别诊断桥本氏甲状腺炎、亚急性甲状腺炎、毒性弥漫性甲状腺肿及单纯性甲状腺肿

甲状腺核素检查的适应证

鉴别诊断甲状腺内、外包块，明确诊断异位甲状腺组织及克汀病的甲状腺缺失

判断甲状腺癌术后是否存在复发、转移情况

判断甲状腺全切术后是否有组织残留和再生

状腺重量，鉴别诊断桥本氏甲状腺炎、亚急性甲状腺炎、毒性弥漫性甲状腺肿及单纯性甲状腺肿。

（2）通过检测甲状腺结节是否具有摄碘功能，辅助诊断甲状腺结节的良恶性。

（3）鉴别诊断甲状腺内、外包块，明确诊断异位甲状腺组织及克汀病的甲状腺缺失。

（4）判断甲状腺全切术后是否有组织残留和再生。

（5）判断甲状腺癌术后是否存在复发、转移情况。

18. 甲状腺 CT、MRI 检查报告解读

CT 上判断甲状腺是否正常主要取决于密度的高低、均匀与否及体积大小。正常甲状腺的 CT 值是 70HU±10HU，注射造影剂后增加约 31HU。甲状腺病变通常表现为低密度影。至于对甲状腺内实性占位性病变通过 CT 鉴别良恶性是有困难的，因为在病灶大小、有无钙化以及增强的表现上，良恶性之间有重叠。

MRI 与超声及 CT 相比价格更高，但不具有更高的特异性，以往临床应用较少。近几年随着 MRI 新技术的发展，新的成像技术磁共振弥散加权成像（DWI）应运而生。常规MRI 检查侧重于形态学的检查，对于检查结果的解读在一定程度上具有主观性，DWI 通过工作站生成 ADC 图像可定量反映活体组织中水分子的扩散情况，敏感地反映病变组织的微观结构变化，甚至可能提示肿瘤的病理类型，从而为甲状腺疾病的临床诊断及治疗提供更细致准确的依据。

甲状腺在病理情况下，细胞密度、细胞外间隙、细胞内结构等均发生变化，使其中水分子的扩散运动发生改变，从而改变 ADC 值。一般而言，甲状腺良性结节 ADC 值高于恶性结节，这是因为肿瘤细胞特有的生长特性和空间排列抑制组织中水分子的弥散运动，且与肿瘤异型性呈正相关。

19. 甲状腺核素检查报告解读

甲状腺放射性核素检查通过甲状腺组织摄碘类似物（99mTcO4）后的显影情况如表 2-3 所示。

表 2-3 甲状腺组织摄碘类似物（99mTcO4）后的显影情况

显影情况	摄 99mTcO4 率	99mTcO4 浓聚	解读
正常显影	正常	分布均匀	甲状腺组织摄碘功能正常
非正常显影	增强或减弱	分布均匀或不均匀	甲状腺摄碘功能亢进或减低
不显影	无	无	甲状腺组织受到破坏，失去摄碘功能

临床上根据其对甲状腺结节的显影情况，将甲状腺结节分为 3 类。

（1）冷结节：无吸碘能力或能力低于正常甲状腺组织，呈局灶性放射性缺损。

（2）温结节：吸碘能力等于或接近正常甲状腺组织，图像上结节的放射性强度与周围组织相同。

（3）热结节：吸碘能力高于正常甲状腺组织，结节处大量放射性浓聚。

第三章

穿刺活检在甲状腺结节诊断中的作用

什么样的甲状腺结节需要进行穿刺活检呢？

进行甲状腺结节穿刺活检前需要注意什么？

甲状腺穿刺活检术后需要注意什么？

甲状腺结节穿刺病理不确定时该怎么办？

哪些情况需要做基因检测？

1.甲状腺穿刺活检的适应证

随着超声技术的快速发展和普遍推广，甲状腺结节的检出率也大幅度提高。据报道，人群中甲状腺结节的发病率可高达65%，因此，判断结节的良恶性至关重要。超声检查作为甲状腺疾病的首选检查方法，虽然根据声像图特征可对结节的恶性风险程度进行评估，但明确诊断仍需要对患者的甲状腺结节进行穿刺，取少量细胞或组织进行病理学诊断。而超声引导下穿刺活检如同给穿刺针装上了眼睛，使穿刺更精准，诊断结果更可靠，风险更可控，在临床上广泛应用。甲状腺超声引导下穿刺活检主要包括细针穿刺抽吸细胞学检查（Fine Needle Aspiration Biopsy，FNA）及组织学检查（Core Needlebiopsy，CNB）。

哪些类型的甲状腺结节适合行超声引导下穿刺活检呢？

（1）最大径大于等于1厘米的结节，具有可疑恶性的超声征象。

（2）最大径大于等于2厘米的海绵状囊实性结节。

（3）最大径小于1厘米的结节，具有可疑恶性超声征象，患者有甲状腺癌的高危因素或要求进一步诊断和治疗。

（4）甲状腺弥漫散在分布的钙化灶。

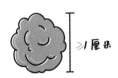

1. 最大径大于等于1厘米的结节、具有可疑恶性的超声征象

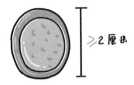

2. 最大径大于等于2厘米的海绵状囊实性结节

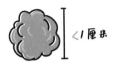

3. 最大径小于1厘米的结节具有可疑恶性超声征象

4. 甲状腺弥漫散在分布的钙化灶

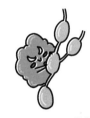

5. 高度怀疑甲状腺癌转移的颈部淋巴结

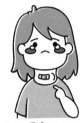

6. 甲状腺癌外科手术后可疑复发病灶

（5）高度怀疑甲状腺癌转移的颈部淋巴结。

（6）甲状腺癌外科手术后可疑复发病灶。

总之，怀疑恶性以及需要消融治疗的甲状腺结节和转移性淋巴结，均需要进行超声引导下穿刺活检。

2. FNA 的定义

FNA 是利用负压抽吸或者虹吸现象，在甲状腺结节内不同位置多次提插，并吸取细胞，制片后在显微镜下观察，根据细胞形态进行诊断。FNA 常用细针为 23 ~ 25G，此类细针比静脉输液针还细，而且穿刺过程短暂，大部分患者没有明显的疼痛感，不需要进行局部麻醉也可以配合。

甲状腺通常血供非常丰富，FNA 的优势在于创伤极小，而且整个过程在超声引导下全程可视，穿刺准确性极高，对周围组织的损伤也特别小。而且目前有明确的细胞病理学分级标准——Bethesda 评分标准，使 FNA 病理报告更加规范。因此超声引导下 FNA 成为国内外指南公认的甲状腺结节首选诊断方法。

3. CNB 的定义

CNB 是指用具有切割作用的活检针，在超声引导下穿入甲状腺结节前缘或结节内，击发后切取甲状腺结节内条状组织，进行染色、切片并进行组织病理检查。CNB 常用穿刺针为 18 ～ 20G，直径 1 毫米左右。CNB 的优势在于切取的组织较多，病理科医生可以从中获取更多、更全面的信息，适用于 FNA 未明确诊断的患者，以及需要进行组织病理分型和免疫组化监测的患者。CNB 在超声引导下进行可提高穿刺准确性，减少并发症的发生。

4. 甲状腺穿刺活检术前注意事项

（1）患者可以平卧在检查床上，如果患者有严重的心衰或者哮喘、咳嗽、胸闷气促等导致其不能平卧的疾病，会干扰医生的穿刺操作，暂时不宜行甲状腺穿刺检查。

（2）穿刺前，患者可以进行呼吸练习，尽量保持平静呼吸。患者要在穿刺活检进行的几分钟内处于相对平稳的状态，不能咳嗽、吞咽或者说话。因为虽然甲状腺穿刺活检针很细，但细小的针尖也是要进入甲状腺内部，咳嗽等动作会使甲状腺移动，可能导致针尖在甲状腺内划动，容易引起出血。

（3）穿刺前需要完善相关化验检查：血常规、血生化、凝血功能的检查有助于判断患者出凝血情况；传染病筛查有助于了解患者是否患有传染性疾病，以便于加强防护，避免医源性感染；降钙素是甲状腺髓样癌的肿瘤标志物，根据需要也可以检查；根据患者情况不同医师可能会开具其他化验项目。

（4）术前一周需停用抗血小板药和抗凝药，如阿司匹林、华法林、氯吡格雷等。丹参、银杏叶等活血化瘀中药术前也需要停用，具体停药时间由手术医生掌握。具有原因不明的出血病史、明显出血倾向的患者，暂不宜行甲状腺穿刺活检。

（5）患者需要控制血压，严重的高血压（收缩压 >180 毫米汞柱）者，需要调整血压再行穿刺活检。

（6）甲状腺穿刺时需要暴露颈部，所以患者要穿没有领子或前面有扣子的衣服，方便医生操作。同时颈部不要佩戴饰物。穿刺点局部皮肤应保持干燥，无感染，无伤口。

5. 甲状腺穿刺活检术后注意事项

（1）穿刺术后，需要按照医生指导有效按压穿刺部位30分钟（压迫止血的作用），之后复查术区超声，无出血征象方可离开医院。

（2）术后48小时内患者需静养，建议不要大声说话、唱歌、用力咳嗽、洗澡、局部揉搓；建议适当吃一些稀软食物（流食、半流食）并小口吞咽，尽量不吃干硬、辛辣刺激类食物。

（3）患者术后72小时内不可以使用溶栓药、抗凝药、抗血小板药、活血类药物及扩血管药。溶栓药包括低分子肝素、蚓激酶肠溶片等；抗凝药包括华法林、利伐沙班、达比加群等；抗血小板药包括阿司匹林、潘生丁、氯吡格雷、替格瑞洛、西洛他唑、沙格雷酯等；活血类药物包括川芎胶囊、银丹心脑通、丹参片、脉络通等；扩血管药包括贝前列素钠、硝酸酯类等。

（4）患者离院后如果出现穿刺部位肿胀逐渐加重、颈部增粗、憋气等症状，需要迅速按压穿刺部位并尽快赶到离所在地最近的医院急诊科救治。这种情况不常发生，一旦发生将有生命危险，所以患者需要熟悉这种紧急情况的处理方法。

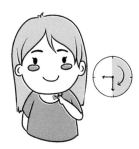

48小时内

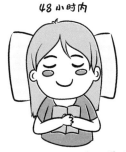

1. 有效按压穿刺部位30分钟

2. 术后48小时内患者需静养

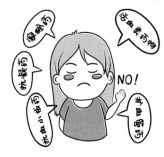

3. 术后72小时内不可以使用

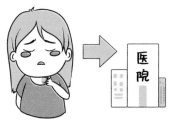

4. 出现不适症状，尽快赶到最近的医院急诊科救治

6. 甲状腺结节病理的 Bethesda 分级

甲状腺细胞病理学 Bethesda 报告系统的制定为 FNA 建立了一个统一的分层报告系统。细胞病理医生可以使用该报告系统简洁、明确的术语与相关的临床医师进行有效的交流，也为患者提供了甲状腺结节的后续处理建议，详见表 3-1。

为了便于沟通，每份甲状腺 FNA 细胞病理学报告一般以一个诊断类别开头，每个分类都有相应的恶性风险分级，恶性风险从"良性"分类 0 ~ 3% 到"恶性"分类的接近 100%；每一个分类的恶性风险都对应以科学循证为基础的临床处理指南，详见表 3-2。

表 3-1　为甲状腺细胞病理学 Bethesda 报告系统推荐的
诊断总体分类

Ⅰ 类	标本法诊断或者标本不满意
	仅有囊液
	标本几乎无细胞
	其他（血液遮盖、凝固假象、干燥假象等）
Ⅱ 类	良性病变
	符合良性滤泡性结节（包括腺瘤样结节、胶质结节）
	在适当的临床背景下，符合慢性淋巴细胞性（桥本）甲状腺炎
	符合肉芽肿性（亚急性）甲状腺炎
	其他
Ⅲ 类	意义不明确细胞非典型病变或者意义不明确滤泡性病变
Ⅳ 类	滤泡性肿瘤或者可疑滤泡性肿瘤
	如为嗜酸细胞（Hurthle 细胞）型时，需注明
Ⅴ 类	可疑恶性肿瘤
	可疑甲状腺乳头状癌
	可疑甲状腺髓样癌
	可疑转移癌
	可疑淋巴瘤
	其他
Ⅵ 类	恶性肿瘤
	甲状腺乳头状癌
	低分化癌
	甲状腺髓样癌
	未分化（间变性）癌
	鳞状细胞癌
	混合性癌（注明成分）
	转移性癌
	非霍奇金淋巴瘤
其他	其他

表 3-2　甲状腺细胞病理学 Bethesda 报告系统恶性风险与
临床处理指南

诊断分类	恶性风险（%）	临床处理
标本无法诊断或者标本不满意	5 ~ 10	超声引导下重复 FNA
良性	0 ~ 3	临床和超声随访
意义不明确细胞非典型病变或者意义不明确滤泡性病变	10 ~ 30	重复 FNA，分子检测或者腺叶切除
滤泡性肿瘤或者可疑滤泡性肿瘤	25 ~ 40	分子检测，腺叶切除
可疑恶性肿瘤	50 ~ 75	甲状腺全切或腺叶切除
恶性肿瘤	97 ~ 99	甲状腺全切除

　　近年来，有不少学者将部分甲状腺肿瘤重新定义为具有乳头状核特征的非浸润性甲状腺滤泡性肿瘤（NIFTP）后，其疾病分类由恶性改为交界性，相应的临床处理原则也会随之改变，但由于 NIFTP 的发生率较低，如果细胞学诊断中高度提示有 NIFTP 的可能性，相应的临床处理原则应做出相应的改变。

7. 甲状腺良性结节的常见病理类型

　　甲状腺良性结节分为非肿瘤性和肿瘤性，具体见表 3-3。

表 3-3 甲状腺良性结节的常见病理类型

甲状腺良性结节	常见病理类型
非肿瘤性甲状腺结节	甲状腺肿：毒性甲状腺肿（伴甲状腺功能亢进），非毒性甲状腺肿（结节性甲状腺肿、弥漫性甲状腺肿瘤） 急性甲状腺炎 亚急性甲状腺炎（肉芽肿性甲状腺炎） 淋巴细胞性甲状腺炎（桥本氏甲状腺炎） 甲状腺内纤维化结节
肿瘤性良性甲状腺结节	甲状腺滤泡性腺瘤 甲状腺嗜酸细胞腺瘤 甲状腺间叶性良性肿瘤（脂肪瘤、血管瘤、淋巴管瘤、平滑肌瘤、神经鞘瘤、纤维瘤等）

8. 甲状腺癌的常见病理类型

甲状腺乳头状癌：含 15 种亚型

甲状腺滤泡癌

甲状腺嗜酸细胞瘤（Hurthle 细胞癌）

甲状腺低分化癌（差分化癌）

甲状腺未分化癌（间变性癌）

鳞状细胞癌

黏液表皮样癌

硬化性黏液表皮样癌伴嗜酸性粒细胞增多

黏液癌

胸腺肿瘤

甲状腺内胸腺癌

其他少见甲状腺癌

9. 甲状腺癌的分期

2017 年 AJCC（第八版）甲状腺肿瘤 TNM 分期，适用于甲状腺乳头状癌、甲状腺滤泡癌、甲状腺嗜酸细胞癌、甲状腺低分化癌、甲状腺未分化（间变性）癌。

T 分期，原发肿瘤

TX 原发肿瘤无法评估；

T0 无原发肿瘤证据；

T1 肿瘤限于甲状腺内，最大径 ≤ 2 厘米：

　　T1a 肿瘤限于甲状腺内，最大径 ≤ 1 厘米，

　　T1b 肿瘤限于甲状腺内，1 厘米 < 最大径 ≤ 2 厘米；

T2 肿瘤限于甲状腺内，2 厘米 < 肿瘤直径 ≤ 4 厘米；

T3 肿瘤限于甲状腺内，肿瘤直径 > 4 厘米，或者有甲状腺外浸润，但仅累及带状肌群：

　　T3a 肿瘤限于甲状腺内，肿瘤直径 > 4 厘米，

　　T3b 任何大小的肿瘤，甲状腺腺外浸润，仅累及带状肌群（胸锁乳突肌、胸骨甲状肌、甲状舌骨肌、肩胛骨肌）；

T4 甲状腺腺外浸润：

T4a 任何大小的肿瘤甲状腺腺外浸润，包括皮下软组织、喉、气管、食道、喉返神经，

T4b 任何大小的肿瘤甲状腺腺外浸润，包括椎前筋膜、包绕颈动脉或纵隔血管。

N 分期，区域淋巴结

NX 区域淋巴结无法评估；

N0 无区域淋巴结转移证据：

N0a 细胞学或者组织学确定良性的淋巴结，

N0b 无影像学或者临床检查发现淋巴结转移；

N1 区域淋巴结转移：

N1a 单侧或者双侧Ⅵ区或者Ⅶ区淋巴结转移，

N1b 单侧、双侧或者对侧Ⅰ、Ⅱ、Ⅲ、Ⅳ、Ⅴ区或者咽后壁淋巴结转移。

M 分期，远处转移

M0 无远处转移；

M1 有远处转移。

分化型甲状腺癌的分期（甲状腺乳头状癌、甲状腺滤泡癌、甲状腺嗜酸细胞瘤、甲状腺低分化癌）（见表3-4）。

表3-4　分化型甲状腺癌的分期

分期	T（原发肿瘤）	N（淋巴结）	M（远处转移）	Y（年龄：岁）
I	任何 T	任何 N	M0	< 55
I	T1	N0/NX	M0	≥ 55
I	T2	N0/NX	M0	≥ 55
II	任何 T	任何 N	M1	< 55
II	T1	N1	M0	≥ 55
II	T2	N1	M0	≥ 55
II	T3a/T3b	任何 N	M0	≥ 55
III	T4a	任何 N	M0	≥ 55
IV A	T4b	任何 N	M0	≥ 55
IV B	任何 T	任何 N	M1	< 55

甲状腺未分化癌（间变性癌）的分期（见表3-5）。

表3-5　甲状腺未分化癌（间变性癌）的分期

分期	T（原发肿瘤）	N（淋巴结）	M（远处转移）
IV A	T1–T3a	N0/NX	M0
IV B	T1–T3a	N1	M0
IV B	T3b	任何 N	M0
IV B	T4	任何 N	M0
IV C	任何 T	任何 N	M1

甲状腺癌相对 5 年生存率（见表 3-6）。

表 3-6　甲状腺癌相对 5 年生存率

分期	5 年生存率
Ⅰ	100%
Ⅱ	100%
Ⅲ	99%
Ⅳ	75%

10. 甲状腺结节穿刺病理不明确时的处理方法

　　甲状腺结节的大小、部位、性质、质地等因素都可能会影响穿刺取材效果，有小部分患者病理结果提示"病理结果不明确"，那么这时该怎么办呢？

　　请报告给穿刺活检医生，由医生进行综合判断。每一个甲状腺结节的诊断，都需要结合患者的临床表现、体征、实验室检查、影像学检查、病理结果等综合判断。病理学虽然是诊断的金标准，但也受某些因素影响，比如说疾病发展的阶段，甲状腺结节的大小以及取材等。因此，请医生综合判断是非常重要的。

　　有小部分患者病理结果提示"标本不足"时，可以重新复查超声，再次评估原结节的恶性风险程度，如有必要，再行穿刺活检。

首次行 FNA 无法确诊的结节，可对结节进行再次组织学检查。

医生在为患者做穿刺检查的同时，会根据具体取材情况，决定是否进行甲状腺癌基因检测。甲状腺癌基因检测会大大提高甲状腺恶性结节诊断的准确率。

11. 甲状腺结节基因检测的定义及适应证

甲状腺癌的发生与基因突变相关，其中甲状腺乳头状癌，与 BRAF V600E 基因突变关系密切；甲状腺滤泡性肿瘤与 RAS 基因突变相关；甲状腺髓样癌与 RET 基因突变相关。通过分子生物学技术，监测肿瘤细胞是否发生相应的基因突变，将对甲状腺肿瘤的诊断和预后评估起到重要作用。

甲状腺结节基因检测的适应证包括以下几项。

（1）超声可疑甲状腺乳头状癌，FNA 病理结果不明确，此时可行 BRAF V600E 基因检测，如果发生该基因突变则高度怀疑为甲状腺乳头状癌。

（2）发生 BRAF V600E 突变与未发生该基因突变的患者相比，其甲状腺乳头状癌是否更具有侵袭性，目前还没有高级别临床研究证实。

（3）确诊为甲状腺髓样癌患者，RET 基因检测可以评估患者亲属的髓样癌遗传风险，对甲状腺髓样癌的诊断、治疗和判断预后都有重要意义。

第四章

甲状腺结节的微创治疗

甲状腺囊性结节能用微创治疗吗？

甲状腺囊实性结节有哪些微创治疗方法？

甲状腺癌有哪些微创治疗方法？

什么是粒子治疗？

微创治疗会有并发症吗？怎么处理？

1.甲状腺囊性结节的微创治疗方法

甲状腺囊肿或以囊性为主的甲状腺结节首选治疗方法为经皮酒精消融，其原理是利用高浓度乙醇栓塞小血管，使组织发生凝固性坏死。这种微创治疗方法具有简单、易操作、价廉、无须局部麻醉等优点。研究表明，术后结节体积缩小率为 50% ~ 86%。

2.甲状腺囊实性结节的微创治疗方法

甲状腺囊实性结节的微创治疗方法主要为超声引导下热消融治疗。

（1）热消融治疗甲状腺囊实性结节的适应证如下（需同时满足第 1 项、第 2 项并满足第 3 项之一）。

①超声提示良性，细针穿刺活检证实为良性的结节。

②经评估，患者自身条件不能耐受外科手术治疗或患者主观意愿拒绝外科手术治疗的。

③同时需要满足以下条件之一：

A.结节明显增长（1 年内体积增大 50% 以上，或至少有 2 条径线增加超过 20% 或超过 2 毫米）。

B.患者存在与结节明显相关的自觉症状（如：异物感、颈部不适或疼痛）。

C.结节明显外凸影响美观并要求治疗。

D. 患者思想顾虑过重影响正常生活而拒绝临床观察。

E. 自主功能性结节引起甲亢症状。

（2）*热消融治疗*甲状腺囊实性结节的**禁忌证**如下。

①巨大胸骨后甲状腺肿或大部分甲状腺结节位于胸骨后方（相对禁忌，可考虑分次消融）。

②甲状腺内存在粗大钙化灶。

③病灶对侧声带功能不正常。

④严重凝血机制障碍。

⑤严重心肺疾病。

3. 甲状腺癌微创治疗的适应证及禁忌证（见表4-1）

表4-1 超声引导下热消融治疗甲状腺微小乳头状癌

（直径≤1.0厘米）的适应证及禁忌证

超声引导下热消融治疗甲状腺微小乳头状癌	
适应证	禁忌证
非病理学高危亚型（如高细胞、岛状细胞、柱状细胞癌） 肿瘤未侵犯甲状腺包膜 无淋巴结或远处转移证据 无甲状腺癌家族史，无青少年或童年时期颈部放射暴露史 经评估者自身条件不能耐受外科手术治疗或患者主观拒绝外科手术治疗 患者思想顾虑过重影响正常生活且拒绝临床观察（患者要求微创介入治疗） 甲状腺微小乳头状癌外科手术、碘-131及促甲状腺激素抑制治疗后，出现颈部淋巴结转移，外科手术风险较高或患者拒绝手术（单区淋巴结数目≤4个）	侵袭性组织病理学的甲状腺微小乳头状癌（papillary thyroid microcar cinoma，PTMC）（如高细胞、岛状细胞、柱状细胞癌） 发现颈部淋巴结转移或远处转移 严重心、肺疾病，肝、肾功能衰竭 严重出血倾向的凝血机制障碍或正在服用抗凝药物 意识障碍或颈部伸展障碍不能耐受热消融治疗

微创消融治疗手术操作简便易实施，定位精确，损伤小，时间短，安全有效，恢复快，并发症少，不影响美观等特点，可作为甲状腺结节治疗的一种选择方案。

对甲状腺癌行热消融治疗需严格把握适应证，患者充分知情，并在有资质的专业人员规范操作下进行，是取得良好疗效的关键。研究表明，热消融术后，病灶体积缩小率为99.3%，消融术后复发转移率较低，淋巴结转移率及新发病灶发生率分别为 0 ~ 3.0%，1.1% ~ 1.2%，与手术切除相比（1.3% ~ 3.5%；0.7% ~ 1.3%），无统计学差异。

近年来，对于部分 T1bN0M0（直径 >1.0 厘米）的甲状腺乳头状癌患者也逐渐开展了热消融治疗，并取得了较好的效果。因此，对甲状腺乳头状癌适应证是否可以进一步扩展，有待进一步临床研究。

4. 消融治疗的定义

消融治疗是在超声引导下经皮穿刺利用物理或化学的方法对肿瘤细胞进行原位灭活，病灶组织发生凝固性坏死，最后坏死组织自然溶解被机体吸收，从而达到原位根除或毁损肿瘤的目的。超声引导下经皮穿刺消融治疗包括热消融、冷冻消融、化学消融和放射性消融。热消融治疗包括射频消融、微波消融、激光和聚焦超声消融。常用的化学消融为无水酒精消融。

5. 甲状腺良性肿瘤消融治疗适应证

穿刺病理证实为甲状腺良性结节，包括实性及囊实混合性结节，满足如下之一者适合消融治疗。

（1）由结节压迫引发颈部疼痛、语言障碍、异物感、烦闷不适、咳嗽等症状，热消融可通过缩小结节体积来改善以上症状。

（2）结节导致颈部美观而寻求治疗者。

（3）结节最大径≥2厘米者或结节体积大于20mL者且仍有生长趋势。

（4）存在手术禁忌证或患者拒绝手术者。

6. 粒子植入的定义及适应证

I^{125} 粒子植入术是在影像手段（超声或CT）的引导下经皮植入的放射性 I^{125} 粒子，通过粒子对病灶持续性发射 X 射线和 γ 射线来抑制细胞增殖，达到治疗肿瘤的目的。适应证较为广泛，几乎不受病灶部位及大小的限制，已普遍用于治疗临床无法手术切除的各种脏器的恶性肿瘤。由于其具有获取病灶最大控制率并实现对周围正常组织损伤最小化的优点，尤其适用于头颈部恶性肿瘤术后复发的姑息性治疗。

7. 微创治疗的并发症及处理

甲状腺结节的微创治疗包括：射频消融、微波消融、激光消融、高强度聚焦超声消融、经皮注射无水酒精治疗、冷冻消融等。甲状腺结节的微创治疗是安全有效的方法，其并发症发生率较低，常见的并发症包括以下几方面。

（1）治疗后颈部肿胀感：这是最常见的。一方面由于术后病灶周围的炎症反应所致；另一方面由于术中所应用的隔离液在术后短期内未被吸收，导致皮下软组织水肿而引起不适。术后应避免辛辣食物，半流质饮食3天。注意休息，保持充足睡眠，加强营养，增强免疫力。

（2）局部疼痛及灼热感：这种疼痛和灼热感有时会放射至头、牙、双肩和胸，一般于术中及术后一周内出现，是由于消融的热量或硬化剂刺激组织所致，不必特殊处理，如疼痛剧烈，可口服止痛药进行缓解，一般术后一周内症状即可消失。术后尽量放松颈部，去枕平卧保持颈部中立位，不得过度扭曲颈部，以减轻颈部肌肉牵拉所致疼痛；患者深呼吸以完成有效咳嗽，避免剧烈而无效的咳嗽引起疼痛。

（3）发热：较常见，主要由于机体对局部治疗的反应性发热及对坏死组织的吸收热，一般低于38℃，少数超过39℃，对症治疗即可消退。

（4）出血、局限性血肿：甲状腺内出血表现为腺体瞬间肿大，可压迫气管，导致呼吸困难，术后遵医嘱局部加压

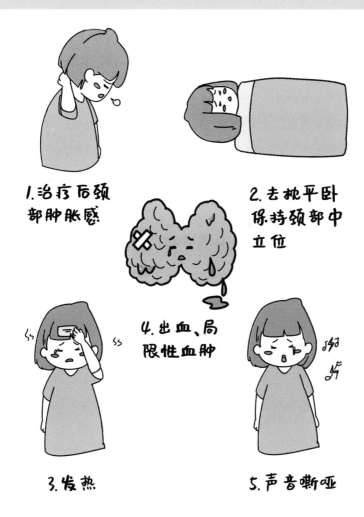

1. 治疗后颈部肿胀感

2. 去枕平卧保持颈部中立位

3. 发热

4. 出血、局限性血肿

5. 声音嘶哑

可减少出血的发生。

（5）声音嘶哑：发生率为 1.3% ~ 3.3%。主要由于热消融治疗中热量传导至喉返神经而引起的短暂性热损伤，一般无须特殊处理，术后 1 ~ 3 个月均可恢复。

（6）针道皮肤烫伤、感染：较少见。3 天内保持手术创面干燥并避免剧烈活动。

（7）针道种植转移：极为少见。

（8）其他：如刺激性咳嗽、头晕、胸闷等反应，可能与术中穿刺治疗时对气管、迷走神经一过性刺激有关，一般在术后几小时内自主缓解。内分泌异常包括甲状腺功能及甲状腺旁腺功能异常。颈静脉血栓形成较少见。

8. 微创治疗术后的随访原则

甲状腺结节微创治疗后需定期复查甲状腺超声（包括超声造影）及甲状腺功能以动态观察治疗的效果，包括病灶缩小率、症状评分、美容评分、淋巴结转移情况、甲状腺功能情况。复查的时间点主要包括：手术之日起的术后 1 个月、3 个月、6 个月、12 个月、18 个月、24 个月及 36 个月，以后每年复查一次甲状腺超声及甲状腺功能。

9. 微创治疗术后复发率及处理

（1）甲状腺良性结节消融术后 6 ~ 12 个月，若病灶边缘再生或病灶体积缩小率 < 50% 或患者的美观及症状问题未能完全解决，可考虑再次消融治疗或外科切除及其他治疗方式。

（2）甲状腺恶性肿瘤消融术后出现复发或转移，可再次行热消融治疗或外科手术切除治疗。由于消融过程中液体隔离技术的应用，术后组织粘连的发生率明显降低。

10.微创治疗术后甲状腺功能的调节

（1）甲状腺良性结节：微创治疗术后，患者甲状腺功能（TSH 水平）维持在正常范围内即可。

（2）低风险甲状腺微小乳头状癌（最大径线 ≤ 1 厘米）：微创治疗术后半年内，患者通过口服优甲乐（左甲状腺素钠片）TSH 水平需控制在 0.5mU/L 以下；术后 1 年内，患者 TSH 水平需控制在 1mU/L 以下；术后 2 年内，患者 TSH 水平需控制在 2mU/L 以下；术后 2 ~ 3 年，患者 TSH 水平需控制在 3mU/L 以下；术后 3 年以上，若消融病灶消失，且无复发转移，可遵医嘱缓慢减低药量，将 TSH 水平维持在正常值范围内即可。

第五章

甲状腺癌的外科及内科治疗

得了甲状腺癌必须切掉甲状腺吗？

甲状腺癌手术后会发生并发症吗？怎么处理？

甲状腺癌手术后还要经常看医生吗？

甲状腺癌手术复发怎么办？

为什么要做 TSH 抑制治疗？

所有的甲状腺癌都要做碘 -131 治疗吗？

1. 甲状腺癌手术治疗方案的选择

分化型甲状腺癌手术治疗方案包括甲状腺全部切除或近全部切除术、甲状腺腺叶＋峡部切除术。

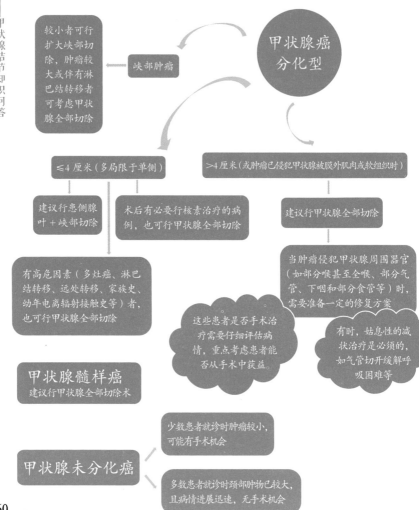

甲状腺癌
分化型

峡部肿瘤

较小者可行扩大峡部切除，肿瘤较大或伴有淋巴结转移者可考虑甲状腺全部切除

≤4厘米（多局限于单侧）

＞4厘米（或肿瘤已侵犯甲状腺被膜外肌肉或软组织时）

建议行患侧腺叶＋峡部切除

术后有必要行核素治疗的病例，也可行甲状腺全部切除

建议行甲状腺全部切除

有高危因素（多灶癌、淋巴结转移、远处转移、家族史、幼年电离辐射接触史等）者，也可行甲状腺全部切除

当肿瘤侵犯甲状腺周围器官（如部分喉甚至全喉、部分气管、下咽和部分食管等）时，需要准备一定的修复方案

这些患者是否手术治疗需要仔细评估病情，重点考虑患者能否从手术中获益。

有时，姑息性的减状治疗是必须的，如气管切开缓解呼吸困难等

甲状腺髓样癌
建议行甲状腺全部切除术

甲状腺未分化癌

少数患者就诊时肿瘤较小，可能有手术机会

多数患者就诊时颈部肿物已较大，且病情进展迅速，无手术机会

2.关于甲状腺癌的淋巴结清扫

中央区淋巴结（Ⅵ区）：术前评估有转移时应清扫患侧中央区。术前评估无转移时但伴有高危因素（如 >4 厘米病变、多灶癌、家族史、幼年电离辐射接触史等），可考虑行中央区清扫；不伴有高危因素时，可个体化处理。

侧颈部淋巴结处理（Ⅰ～Ⅴ区）：分化型甲状腺癌淋巴结转移最多见于Ⅲ、Ⅳ区，其次为Ⅱ区、Ⅴ区，Ⅰ区较少见。侧颈淋巴结清扫建议行治疗性清扫，即术前评估或术中冰冻证实为转移时行侧颈清扫。建议侧颈清扫的范围包括Ⅱ、Ⅲ、Ⅳ、Ⅴb区，最小范围是Ⅱ、Ⅲ、Ⅳ区。Ⅰ区不需要常规清扫。

咽旁淋巴结、上纵隔淋巴结等特殊部位淋巴结在影像学考虑有转移时建议同期手术切除。

颈部淋巴结分区见图 5-1。

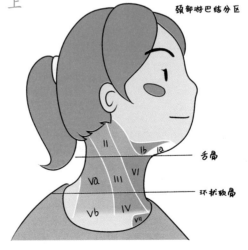

图 5-1　颈部淋巴结分区

3.甲状腺癌手术并发症及处理

　　甲状腺癌手术最常见的并发症包括：呼吸道梗阻、喉返神经损伤、甲状旁腺损伤导致的甲状旁腺功能减退等（见表5-1）。并发症的发生率与病变严重程度、手术范围、医生的经验等有关。通常，对于有经验的医生来说，严重并发症的发生率在2%左右。

表5-1　甲状腺癌术后常见并发症及处理方法

常见并发症	表现	原因	处理方法
呼吸道梗阻（甲状腺术后最严重的并发症）	自觉颈部发紧、压迫感，伴有呼吸困难、嘴唇发紫，同时可出现颈部肿胀、切口处有渗血等	血肿压迫气管（最常见），通常是因术中不完全止血或者血管扎线滑脱所致	立即切断缝合线，结扎出血血管，清除血肿
		喉头水肿，可由手术创伤或者气管插管引起	立即注射30mg地塞米松
术后喉返神经损伤（严重影响患者生存质量的并发症）	喉返神经一侧受损时，患者可出现声音嘶哑或失声；双侧受损时，可导致患者失语或严重呼吸困难，甚至窒息	喉返神经解剖变异和移位、术中出血盲目止血误扎、术中过分牵拉引起神经水肿、再次手术瘢痕粘连引起损伤等	术后医护人员应指导患者发音、小声说话，明确患者声道情况；若症状较重，患者可不发音、饮水，床边应备好气管切开包、吸痰器等急救用品

常见并发症	表现	原因	处理方法
甲状旁腺功能减退（甲状腺手术最为常见的术后并发症）	可能出现手足或面部麻木，严重时可出现手足抽搐、双手呈鹰爪状等低血钙的表现；若术中将甲状腺旁腺全部切除，则会导致永久性的甲状旁腺功能减退，症状较重	甲状旁腺受到手术影响，分泌甲状旁腺激素（调节钙磷平衡及骨骼代谢）的功能受到抑制而导致的	多数甲状旁腺功能减退是暂时性的，经过 1 ~ 2 周的恢复，血钙多能回升，症状可随之缓解；医生将根据患者病情轻重给予补充钙剂及维生素 D 制剂，并根据服药后的血钙、磷浓度调整药物剂量，使血钙水平达到 2.0 ~ 2.2 mmol/L，并保持尿钙水平正常；近年来，国外尝试的甲状旁腺激素制剂是未来充满希望的治疗选择

4. 甲状腺癌手术后病理报告的解读

甲状腺癌手术后的病理报告的结构基本按照 TNM 分期的要求，涵盖以下内容：肿瘤的类型、肿瘤的大小、肿瘤侵犯情况（腺外侵犯的情况需具体描述其范围）、区域淋巴结转移及数量、远处转移情况（如有的话）。

甲状腺肿瘤的类型较多，现行的 TNM 分期系统只适用于甲状腺分化型癌和未分化癌，其他特殊类型尚不能适用，但在病理报告中按照该系统的要求进行报告相关内容。另外，

第五章　甲状腺癌的外科及内科治疗

甲状腺乳头状癌的亚型较多，许多专家建议病理报告中应注明亚型，尤其高危亚型需要单独描述。

5. 甲状腺癌手术后的随访原则

甲状腺癌术后随访方案取决于肿瘤的复发风险和每次随访时评估的疗效。初步分期系统可用于指导初步的治疗性和诊断性随访决策，但应注意的是，随着随访期间新数据的不断累积，可能需要调整最初的风险评估。评估方法主要通过超声和血清 Tg。

术后第 1 年随访：随访内容包括颈部超声、TSH 和血清 Tg。通常每 3 ~ 6 个月检测 1 次甲状腺激素抑制状态下的血清 Tg 水平，并每 6 ~ 12 个月行 1 次超声检查。如果有复发的生化或超声证据，可能需要进行其他检查来明确病变部位，包括诊断性全身扫描（低碘饮食伴 TSH 刺激时的放射性碘成像）、CT 或 MRI、骨骼 X 线检查或骨骼放射性核素显像。

第 1 年之后的随访：根据第 1 ~ 2 年随访期间对个体患者疗效评估结果，来指导后续随访（颈部超声、血清 Tg）。每年及每次调整优甲乐剂量，6 ~ 8 周后应检测 TSH。

6. 甲状腺癌手术复发率及复发处理

甲状腺微小乳头状癌预后较好，疾病特异性死亡率小于 1%，单灶、多灶微小癌复发率分别为 1% ~ 2% 和 4% ~

6%，远处转移率为 1% ~ 2%。2 ~ 4 厘米及 4 厘米以上者复发率分别为 5% ~ 6% 和 8% ~ 10%。

颈部复发性肿瘤可通过临床检查或血清 Tg 浓度升高被发现。高度敏感的检测工具可识别极小的持续性或复发性病变，如颈部超声、CT、MRI 及血清 Tg。区别可检出病灶与应干预病灶鉴别因素有以下几点：肿瘤大小、部位、生长速度、症状及患者意愿。

微小转移性病变治疗：术后存在血清 Tg 水平异常，提示仍有可检出的病变，但不一定需要手术。有研究表明，就改善总体生存情况而言，对颈部中央区或侧区小病灶进行积极的手术切除并没有已证实的获益。手术切除通常仅用于有临床意义的小体积转移性病变，如直径 >0.8 厘米的颈部中央区淋巴结，或直径 >1.5 ~ 2 厘米的侧颈区淋巴结，尤其是不断增大（直径增加 >3 ~ 5 毫米）或 FDG-PET 显著阳性的淋巴结。

广泛转移性病变治疗：甲状腺床内复发可能会伴软组织、喉部、气管或食管的浸润，可能需行更广泛的切除；使用对比增强 CT 或 MRI 可能对检测出这类局部扩大性病变有价值。该类患者治疗选择包括：放射性碘治疗、全身性化疗、外照射、对颈部淋巴结转移瘤采用经皮乙醇注射治疗、颈部、骨和肺转移的射频消融术及骨转移的姑息性栓塞术。

7. TSH 抑制治疗的定义与目的

促甲状腺激素（TSH）抑制治疗，顾名思义，就是抑制血中的 TSH 水平。TSH 抑制治疗是指甲状腺癌术后，应用甲状腺激素将 TSH 抑制在正常低限或低限以下、甚至检测不到的程度，一方面补充甲状腺癌术后患者所缺乏的甲状腺激素；另一方面抑制体内残余癌细胞生长，从而抑制肿瘤复发。TSH 抑制治疗用药首选左甲状腺素钠片（L-T4）。

TSH 是由腺垂体生成并释放入血，它的作用是与甲状腺细胞表面的 TSH 受体结合，具有促进甲状腺滤泡细胞增殖和甲状腺激素（TH）合成与分泌的作用。甲状腺素水平的高低可以负反馈调节垂体释放 TSH 的含量（见图 5-2）。甲状腺癌手术后，全部或部分甲状腺被切除，血液中的甲状腺素水平会降低，垂体释放 TSH 含量就会升高。若体内有残存的甲状腺癌细胞，TSH 升高时就会刺激其加速生长，导致肿瘤复发或者转移。这个时候就需要抑制 TSH 的释放，将 TSH 的含量控制在一定的水平。既往多采用手术联合常规甲状腺激素替代治疗，虽能提供足够生理剂量甲状腺激素，但也存在甲状腺激素抑制不明显问题，可刺激甲状腺癌细胞表面受体，使甲状腺特异性蛋白表达增加，诱发肿瘤细胞生长、增殖，增加复发、转移风险。

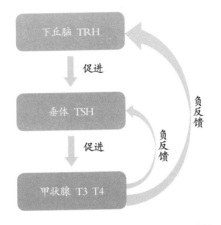

图 5-2　下丘脑—垂体—甲状腺轴

手术切除并清除术后肿瘤残余组织、甲状腺残余组织后，联用 TSH 抑制治疗的最主要目的就是减少垂体分泌 TSH，维持血清甲状腺功能，控制对甲状旁腺的影响，且能对病灶转移进行抑制，改善患者预后，有效减少复发和转移。

8. TSH 抑制治疗的方法

（1）哪些患者适合 TSH 抑制疗法?

分化型甲状腺癌（DTC）起源于甲状腺滤泡上皮细胞，主要包括甲状腺乳头状癌和甲状腺滤泡状癌。分化型甲状腺癌属于低度恶性肿瘤，具有肿瘤生长速度缓慢、预后相对较好等特点。多国甲状腺癌诊疗指南均给予 DTC 患者术后促甲状腺激素（TSH）抑制治疗。如果是甲状腺全切除，术后需要终身服用左甲状腺素钠片；如果只切除了单侧甲状腺，术后一般需要服用3个月，然后停1个月，复查甲状腺功能正常就可以停药了。

甲状腺髓样癌和未分化／低分化癌患者，通常不需要TSH抑制治疗。因为这两类癌的生长并不依赖于TSH的作用。但是髓样癌和未分化癌患者术后，也要根据情况服药，目的不是抑制TSH，而是补充术后缺失的甲状腺激素。

（2）如何进行TSH抑制治疗？

口服甲状腺激素，首选L-T4，常用的药物有"优甲乐""雷替斯""加衡"等。需要注意的是，药品有不同规格，一片可能是50μg或100μg，与医生沟通时，需要讲明自己吃的是哪种规格，以免弄错服药剂量。

近年来，TSH抑制治疗的理念发生了转变，提倡兼顾DTC患者的肿瘤复发危险度和TSH抑制治疗的不良反应风险，制定个体化治疗目标并动态调整，而非追求单一标准，以下为详细的甲状腺癌术后TSH抑制治疗的个体化制定策略。

1）量身双风险评估

TSH抑制治疗可显著降低DTC的复发风险，提高生存率。TSH抑制治疗最佳目标值应满足既能降低DTC的复发转移率，提高生存率，又能减少TSH过低可能导致的一些不良反应。长时间极低TSH水平，有可能加重心脏负担，和增加绝经后女性骨质疏松风险。

2）定制TSH抑制治疗的目标（见表5-2）

表 5-2　TSH 抑制治疗的目标

不同治疗阶段 / 病情	治疗目标（TSH 值）
治疗的初始阶段	高、中危组 <0.1mU/L
	低危组 0.1 ~ 0.5mU/L
治疗的随访期阶段肿瘤持续存在的患者	若无特殊禁忌，TSH 水平 <0.1mU/L
无病生存且存在高风险疾病者	TSH 水平应维持在 0.1 ~ 0.5mU/L 并保持 5 ~ 10 年
无病生存且低复发风险的患者或血清抑制性 Tg 水平不可测、颈部超声阴性的患者	TSH 水平介于正常水平低限 0.3 ~ 2mU/L

对于不同危险程度的分组，TSH 治疗的治疗目标也不相同，此外，也联合 DTC 复发危险度分层进行双风险决策模式。

3）TSH 抑制治疗策略

①L-T4 的起始剂量要根据患者的年龄和伴发疾病情况而定。以甲状腺全切术后的患者为例：年轻患者可直接使用足量剂量（1.5 ~ 2.5μg/kgd^{-1}）；50 岁以上患者，如果没有心脏病及心脏病倾向，初始剂量应为 50μg/d；如患者有冠心病或其他高危因素，初始剂量应为 12.5 ~ 25μg/d 甚至更少，增量更缓，调整间期更长，并严密监测其心脏状况。

②L-T4 最终剂量的确定有赖于血清 TSH 的监测。每次调整 L-T4 剂量后 4 周左右（年长者较久），TSH 可逐

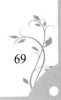

渐达到稳定状态。因此，在 L-T4 剂量调整阶段，应在每 4 周左右测定 TSH。TSH 达标后，应在 1 年内每 2 ～ 3 个月、2 年内每 3 ～ 6 个月、5 年内每 6 ～ 12 个月复查甲状腺功能，以确保 TSH 维持在目标范围。

4）TSH 抑制治疗注意事项

①L-T4 在早餐前空腹服用效果最好，有利于药物迅速吸收和维持 TSH 水平的稳定，每天只需服用 1 次。如有漏服，宜随后补服（可适当加量，逐步补足漏服剂量）。合并有慢性胃肠道疾病者或因其他因素需调整服药时间者，宜根据各人的临床具体监测结果适时评估和调整 L-T4 用量。

②服药后应与某些特殊药物或食物有适当间隔时间，以免干扰 L-T4 的吸收或效能：与维生素、滋补品间隔 1 小时；与含铁、钙的食物或药物间隔 2 小时；与奶、豆类食品间隔 4 小时；与考来烯胺或降脂树脂间隔 12 小时。

③对于孕产妇、体重变化较快、患有急慢性胃肠道疾病（包括治疗期）、儿童与青少年快速发育期、记忆或情绪障碍等特殊情况，要加强血清 TSH（以及甲状腺激素水平）的动态监测。

④如合并有焦虑和睡眠障碍者，在明确病因后可短期内辅以适量的抗焦虑或镇静剂，若要长期使用，需要专科医生指导。

⑤DTC 术后女性患者如有生育要求，可经临床评估后考虑短期内适当放宽 TSH 抑制治疗目标或有利于受孕；而孕后

要加强监测，适时逐步增加 L-T4 用量。

5）TSH 抑制治疗期间不良反应的防治

TSH 抑制治疗期间，当需要将 TSH 长期维持在低于正常范围的水平时，或是过量应用 L-T4 时，可能会出现轻度甲亢（也叫亚临床甲亢）的情况，引发治疗的不良反应。

①心血管系统不良反应的防治

TSH 抑制治疗可引起亚临床甲亢，可引起心脏负荷增加和心肌缺血，尤其对老年患者，可引发或加重心律失常，导致心血管相关疾病的发生。因此，对于需要将 TSH 抑制到低于正常水平的 DTC 患者，在治疗前需要医师进行心脏基础情况的评估，并定期检测心电图、血压、血糖和血脂水平，必要时进行动态心电图和超声心动图的检查，并酌情考虑口服β 受体阻滞剂（见表5-3）。

表5-3　DTC 患者 TSH 抑制治疗期间 β 受体阻滞剂的治疗指征

基本情况	TSH<0.1mU/L	0.1 ~ 0.5mU/L
≥ 65 岁	治疗	考虑治疗
< 65 岁，有心脏病	治疗	治疗
< 65 岁，有心血管疾病危险因素	治疗	考虑治疗
< 65 岁，有甲亢症状	治疗	治疗
0.5mU/L 因各实验室的 TSH 正常参考范围下限不同而异		

②对于绝经期女性，长期 TSH 抑制可增加其骨质疏松症

（OP）的发生率，并可能导致其骨折风险增加。可辅以适量的维生素 D 制剂或 / 和钙剂及磷酸盐制剂等进行 OP 的预防，保证钙摄入量 1000 mg/d，补充维生素 D 400 ~ 800 U/d，也可考虑适当放宽 TSH 抑制治疗目标。对 TSH 抑制治疗前或治疗期间达到 OP 诊断标准者，维生素 D 应增至 800 ~ 1200 U/d，并酌情加用其他治疗 OP 的药物。

9. 分化型甲状腺癌碘 -131 治疗的定义

甲状腺癌的碘 -131 治疗就是利用放射性碘 -131 发射出的 β 射线，有效地清除残余甲状腺组织和杀灭甲状腺癌细胞。碘 -131 治疗 DTC 已有近 70 年的历史，是一种较为成熟、安全的治疗方法，其疗效也被国内外临床工作者公认，是一种无创的内照射治疗方法。

碘是生产甲状腺激素的原料，碘 -131 是元素碘的一种人工放射性同位素。甲状腺的主要功能是选择性摄取碘进而合成甲状腺激素，像"核电站"一样给人体供能，具有维持新陈代谢、促进生长发育的重要作用。因为 DTC 分化程度较高，仍保留摄取碘的能力。所以口服一定量的碘 -131 后，能被甲状腺大量吸收，碘 -131 放射出 β 射线（占 99%）和 γ 射线（占 1%）。β 射线的有效射程很短，仅有 0.5 ~ 2 毫米，可选择性地作用于甲状腺癌切除不全的残余组织及癌细胞，而不影响邻近组织。甲状腺组织受到长时间的集中照射，其腺体被破坏后逐渐坏死，代之以无功能的结缔组织，从而降低甲状腺的分泌功能，达到类似甲状腺手术切除的目的。所以有人称为"内科甲状腺手术"。DTC 碘 -131 治疗包括两个部分：采用碘 -131 清除手术后残留的甲状腺组织，简称"清甲"治疗；采用碘 -131 清除手术不能切除的分化型甲状腺癌转移灶，简称"清灶"治疗。分化型甲状腺癌碘 -131 治疗可以达到清除残留甲状腺组织、降低甲状腺癌复发风险及破坏残留、复发和转移病灶的目的。

10. 分化型甲状腺癌的碘 -131 治疗的适应证

（1）DTC 可以用碘 -131 治疗，而髓样癌和未分化癌不行

甲状腺激素的合成离不开碘和酪氨酸，甲状腺细胞上有独特的摄碘工具——钠碘转运体（NIS），帮助甲状腺摄取血液中的碘，绝大部分 DTC（如甲状腺乳头状癌、滤泡癌）的细胞也可以表达 NIS，所以也具备摄碘能力，而髓样癌和未分化癌则不具备摄碘能力。因为碘 -131 是碘的同位素，它与碘一样可以高选择性地被甲状腺组织或甲状腺癌细胞及其转移灶摄取，所以只有 DTC 才可以应用碘 -131 进行治疗。碘 -131 被摄取后通过释放 β 射线消灭甲状腺及肿瘤细胞。

（2）DTC 术后部分患者需要碘 -131 清甲治疗

DTC 患者接受了甲状腺全切术后，正常甲状腺甚至甲状腺癌组织仍会或多或少的残留，因为残余的甲状腺组织

能摄取碘-131，所以可用碘-131清除残留的甲状腺组织（清甲），同时也消除了在残留甲状腺组织中的微小DTC病灶，从而降低了复发和转移的概率。出现以下情况需要行清甲治疗：①有远处转移、甲状腺外侵犯或原发病灶大于4厘米，建议进行碘-131清甲；②原发灶介于1至4厘米之间，没有甲状腺外侵犯，中度和高度危险性患者，即肿瘤组织表现为侵袭性病理亚型（如实体亚型、高细胞型等），或伴有与侵袭性及不良预后密切相关的BRAF基因突变，或病理证实为淋巴结转移的患者也应进行碘-131清甲；③若单发灶直径小于1厘米，或多发癌灶中每个病灶的直径都小于1厘米，如果没有其他危险因素可不行碘-131清甲。

（3）碘-131治疗可作为术后患者并发软组织转移者的辅助治疗方式

清甲成功后，甲状腺组织的清除使甲状腺激素降低、TSH升高，TSH升高可使DTC摄碘增强，有利于碘-131显像发现病灶并被病灶摄取，从而有利于碘-131治疗，所以碘-131治疗可以作为术后患者并发软组织转移者的辅助治疗方式。软组织和肺部体积小的病灶更易被清除，而对于体积较大的、实质性的转移灶或合并骨质破坏的骨转移，即使病灶明显摄取碘-131，也应优先考虑手术，术后再根据病情辅以碘-131治疗，即如果在碘-131治疗前的评估中发现手术可切除的转移灶，应先行手术切除可切除的转移灶，再进行碘-131治疗效果更好。另外，对于手术后复发、手术未能完全切除的病灶、侵犯气道的病灶及手术后仍残留的病灶，均建议行碘 –131 治疗。

（4）有 DTC 转移灶的患者在清甲后的再次进行碘 –131 治疗

由于残余甲状腺的摄碘能力远远高于 DTC 转移灶，在第一次"清甲"治疗时碘 –131 会更多地聚集于残余甲状腺，因此，一般在"清甲"治疗后开始对转移灶的碘 –131 再次治疗（清灶），使患者的病情得到缓解甚至完全清除病灶。

第六章

甲状腺癌诊治前后的健康管理

甲状腺癌患者日常生活中有什么需要注意的吗？

甲状腺癌患者需要低碘饮食吗？

服用优甲乐有什么需要注意的吗？

如何对甲状腺癌患者进行心理调节？

1. 甲状腺癌患者饮食和日常生活注意事项

（1）健康饮食：建议患者均衡、适量摄入营养物质，合理进食谷类、肉、蛋、奶、蔬菜、水果等多种多样的食物，保障各种维生素、矿物质、脂质、蛋白质等的摄入。

（2）合理运动：过度肥胖本身是甲状腺癌的危险因素，合理运动既可以减轻体重，又可以舒缓身心疲劳。

（3）保持良好的心理状态：甲状腺癌是预后最好的恶性肿瘤，其生存率可达 84.3%。研究发现，情绪异常表达和情绪调节异常的 C 型性格促进了恶性肿瘤的发生发展，因此保持良好的心态有助于预防恶性肿瘤的发生、发展。

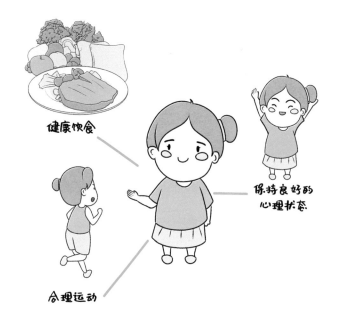

健康饮食

合理运动

保持良好的
心理状态

2. 低碘饮食的定义及时机

（1）低碘饮食是指食物中碘摄入量 < 50μg/d。

（2）分化型甲状腺癌放射性 ^{131}I 治疗前要进行低碘饮食，这样做可降低血浆碘浓度、提高钠碘转运体的表达，提高残留甲状腺组织或转移灶的摄碘率，从而提高放射性 ^{131}I 治疗的成功率。放射性 ^{131}I 治疗前低碘饮食应至少持续 1~2 周。

3. 甲状腺癌术后恢复阶段饮食注意事项

（1）增加奶制品、鱼虾类等含钙量较高的食物摄入量，减少高磷食物的摄入，提升患者蛋白质及钙摄入量。

（2）多进食新鲜蔬菜、水果，补充 B 族维生素、维生素 D，有效预防骨质疏松的发生。

（3）增加含硒食物的摄入，有助于降低分化型甲状腺癌全切术后患者的 Tg 及 TgAb 水平，降低甲状腺癌术后复发及转移风险。

（4）严格避免进食含碘食物、应用碘离子造影剂及服用含碘药物等，因为过多的碘输入极易促进甲状腺素合成的速度，促进甲亢发生。

（5）避免暴饮暴食现象，坚持少食多餐原则。

4. 甲状腺癌术后护理方法

（1）充分休息：在甲状腺癌手术之后应充分休息，让身体保持稳定，避免过度劳累、压力过大导致病情加重。

（2）注意饮食健康：出现了甲状腺癌需要认真对待，在术后护理的过程中饮食应该注意。手术之后当天应该选择一些清淡或者流质饮食，避免难消化、刺激性大的食物。

（3）保持好心态：甲状腺作为内分泌器官，很容易受到负面情绪的影响而出现激素水平波动的情况。因而甲状腺癌患者在手术之后应该注意控制情绪，保持乐观心态，避免情绪大起大落，更有利于恢复。

（4）防止伤口感染：甲状腺癌术后应该注意局部伤口的护理，24 小时之内避免洗澡、大量出汗，保持伤口处干净卫生，以防伤口受到感染而出现不良后果。如果伤口有出血或渗血，需要及时告知医生。

5. 优甲乐服用注意事项

（1）服药时间：早餐前 1 小时服用、晚餐后 3 小时服用（临睡前）、早餐前半小时服用，三种服用时间吸收效率依次降低，早餐前半小时是坚持的底线。

（2）漏服：如果漏服一顿，可在第二天服用两倍的剂量。如果漏服不止一天，应该坚持多天服用两倍的剂量，直到补够漏服的剂量。

1小时

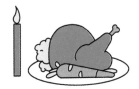 3小时

1.服药时间：早餐前1小时服用、晚餐后3小时服用（临睡前）、早餐前半小时服用，三种服用时间吸收效率依次降低，早餐前半小时是坚持的底线。

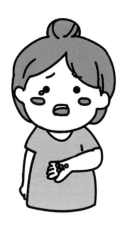

2.漏服：如果漏服一顿，可在第二天服用两倍的剂量。如果漏服不止一天，应该坚持多天服用两倍的剂量，直到补够漏服的剂量。

（3）因影响吸收而应该在间隔足够时间后服用的某些特殊药物或食物：与维生素、高血压药物、滋补品间隔 1 小时；与含铁、钙食物或药物间隔 2 小时；与奶、豆类食品间隔 4 小时；与考来烯胺或降脂树脂间隔 12 小时。

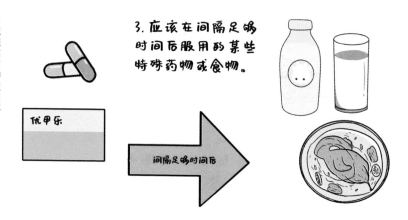

注意：①优甲乐是在小肠吸收；②空腹状态下胃内的酸性 pH 对药片在小肠内的吸收比较重要，因此服药比预期剂量多要评估胃肠道功能，如 HP 相关胃炎、萎缩性胃炎、脂肪泻等。疾病治愈后，甲状腺功能和左甲状腺素剂量需重新评估；③进食影响吸收；④豆制品影响吸收；⑤咖啡影响吸收。

（4）极少数患者出现诸如"头痛、心悸、焦虑"等症状，请咨询医师。

（5）服药应该个体化，服用过量的不良反应包括房颤、骨质疏松；剂量不足会影响血脂代谢和心血管疾病进展。

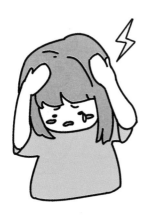

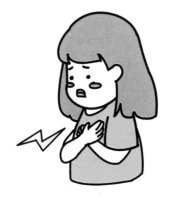

4.极少数患者出现诸如"头痛、心悸、焦虑"等症状,请咨询医师。

5.服药应该个体化,服用过量的不良反应包括房颤、骨质疏松;剂量不足会影响血脂代谢和心血管疾病进展。

6.抽血:要求空腹查血,然后再服药。

（6）抽血：要求空腹查血，然后再服药。

（7）复查周期：手术后口服优甲乐的患者第 4 周需要复查甲功，此后，在术后 1 年内，一般 3 ~ 6 月复查一次，手术 1 年后，可以 6 月复查一次。需要注意，只要服药剂量等发生变动，均需要等 4 ~ 6 周后复查，最少 4 周。原因是优甲乐半衰期是 7 天。

（8）孕前、孕中的服药剂量需要根据 TSH 水平及时调整，请咨询医师。

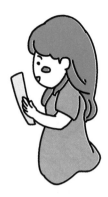

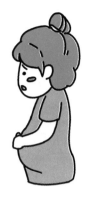

7. 复查周期：手术后口服优甲乐的患者第4周需要复查甲功，此后，在术后1年内，一般3~6月复查一次，手术1年后，可以6月复查一次。需要注意，只要服药剂量等发生变动，均需要等4~6周后复查，最少4周。原因是优甲乐半衰期是7天。

8. 孕前、孕中的服药剂量需要根据TSH水平及时调整，请咨询医师。

（9）如果甲状腺全切，术后需做放射碘治疗，之前就不能服用或需要停用优甲乐，原因是：①服药后TSH受抑制，影响碘的吸收；②甲状腺素片本身就是含碘的药物。

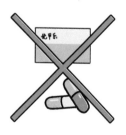

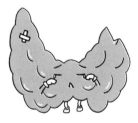

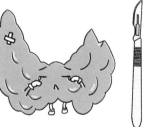

9. 如果甲状腺全切，术后需做放碘治疗，之前就不能服用或需要停用优甲乐，原因是：①服药后TSH受抑制，影响碘的吸收；②甲状腺素片本身就是含碘的药物。

6.甲状腺癌患者的心理调节

（1）评估患者的心理状态（如美国国立综合癌症网络推荐的心理痛苦温度计），了解造成患者心理负担的主要原因。

（2）医护人员向患者及其家属详细讲解甲状腺癌的相关知识，对患者的手术情况进行分析和总结，告知术后需要注意的事项，尽量使患者所担心的问题有较好的预防及应对方法，提升患者对疾病的认知。尤其是年轻女性，担心手术瘢痕影响美观，医护应密切配合，在手术治疗过程中充分考虑到伤口美观问题，指导瘢痕体质患者在伤口愈合后及时使用瘢痕贴等，从而缓解患者的心理痛苦。

（3）医护人员应根据不同患者的性别、社会地位、年龄特征、职业、文化水平、性格类型等，实施有针对性的心理护理，构建良好的医患关系，疏导患者的负性情绪，告知患者只要积极配合治疗，一定能康复。同时鼓励患者，并对患者讲解本院成功治疗案例，帮助患者树立起战胜疾病的信心。

（4）对于焦虑、抑郁患者，运用自我暗示法和支持疗法，帮助其树立信心，建立心理防御，提供心理支持。

（5）评估患者家庭功能，通过护士的鼓励、家属的督促、社会的支持，将医院的护理干预计划延伸到患者的家庭，使护理人员、患者及患者家庭三方之间在互利基础上构成医疗护理综合性模式，发挥家庭及社会作用，关怀体贴患者，给患者情感支持。

（6）通过多联络家属，让患者与患者之间多交流，借助互动交流为患者营造轻松、欢快的氛围，消除压抑感，完善生活照护，使患者对家人的关怀有切身感受，以获取有效情感支持，感受到社会支持，以保持良好心态；同时，予以生活的细致指导，如饮食、运动等，增进患者认识，促进患者康复，从而改善焦虑、抑郁情绪。